AF595722

CONGRÈS DES MÉDECINS ALIÉNISTES ET NEUROLOGISTES
DE FRANCE ET DES PAYS DE LANGUE FRANÇAISE

SIXIÈME SESSION. — BORDEAUX, 1895

DE L'INTERVENTION MÉDICALE
EN
HYDROTHÉRAPIE
DANS SON APPLICATION
AUX MALADIES NERVEUSES

PAR LE

Dr P. DELMAS

INSPECTEUR DES SERVICES HYDROTHÉRAPIQUES DES HÔPITAUX,
FONDATEUR ET DIRECTEUR DE L'ÉTABLISSEMENT HYDROTHÉRAPIQUE ET ÉLECTROTHÉRAPIQUE
DE LONGCHAMPS A BORDEAUX

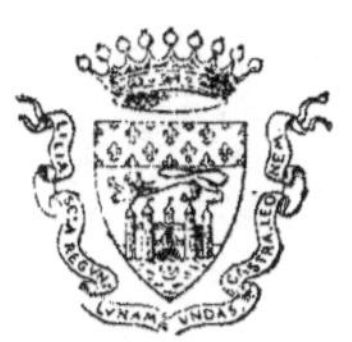

BORDEAUX
G. GOUNOUILHOU, IMPRIMEUR DE LA FACULTÉ DE MÉDECINE
11 — Rue Guiraude — 11

1896

DE L'INTERVENTION MÉDICALE

EN

HYDROTHÉRAPIE

DANS SON APPLICATION

AUX MALADIES NERVEUSES

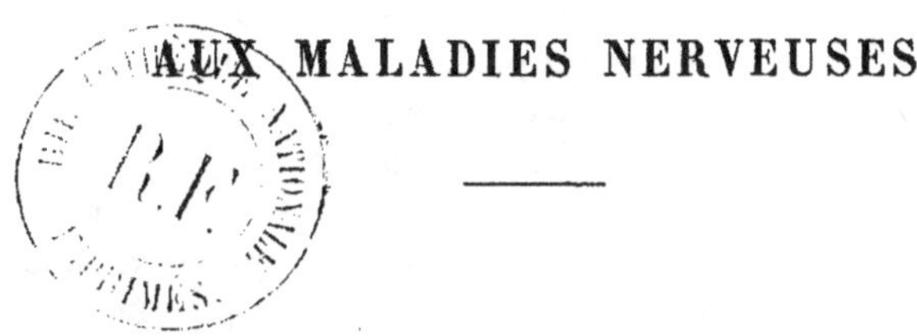

J'aurais hésité beaucoup à aborder ce sujet si j'avais dû le faire devant tout autre auditoire. Mais en m'adressant à vous, il me semble soumettre cette note à des collègues familiers avec cette thérapeutique.

Sans nul doute, beaucoup d'entre vous en connaissent les difficultés. Aussi ai-je moins pour but de traiter le sujet que de vous faire part de mon observation personnelle.

Basée sur une Clinique hospitalière, elle me donne l'espoir de rencontrer en vous un auditoire bienveillant.

Une confusion a régné et règne trop encore dans bien des esprits sur la thérapeutique par l'eau *simple,* froide, chaude ou tempérée.

Pour les uns, l'hydrothérapie, consistant dans l'emploi d'un agent inoffensif en lui-même et pouvant se formuler au besoin en de simples lotions ou bains, ne saurait mériter grande attention, encore moins nécessiter un dosage précis.

Pour d'autres, son emploi étant le plus souvent, à leurs yeux du moins, un simple adjuvant, le premier venu serait apte à l'appliquer et même à interpréter un conseil, parfois réduit à une indication verbale, ou, s'il est écrit, manquant des points essentiels.

Qu'une telle pratique se trouve défendable et même motivée lorsqu'il s'agit de soins hygiéniques à l'état de santé, elle ne saurait se justifier comme thérapeutique sérieuse.

Mais, dans ce dernier cas, une distinction doit être faite. L'affection est anodine, le sujet en excellent état moral et physique, ou bien, tout au contraire, on a affaire à un malade grave en raison de son état, de son caractère plus ou moins pusillanime ou de son degré de résistance organique.

Inutile d'ajouter que s'il n'a jamais usé de l'eau froide, ce malade *sérieux* peut être un problème à résoudre. En effet, vouloir bien préjuger à l'avance la manière dont il tolérera le *choc frigorifique* n'est pas toujours possible.

Après avoir fait la part à l'imprévu, les plus expérimentés éprouvent des mécomptes chez les malades jugés, *a priori*, les plus aptes en apparence à se familiariser rapidement avec l'impression du froid.

Quant à fixer au préalable le degré de *résistance organique*, c'est à dire l'action réflexe *primitive* et celle, *secondaire*, désignée sous le nom de *réaction*, il n'y faut guère songer.

L'expérience seule en donnera la mesure et auparavant la sagacité du médecin en aura la présomption. D'elles et de l'état de maladie découlera la formule *initiale* à prescrire, et les suivantes seront la mise au point des premiers effets obtenus et analysés.

Ces considérations nous amènent naturellement à poser la question, but de ce travail : Qui, en dehors du médecin, serait-il bien apte à appliquer un pareil traitement et surtout à le mener à bonne fin dans les maladies *nerveuses*, où une impressionnabilité, souvent excessive, est toujours la caractéristique dominante?

Est-ce un simple baigneur livré à son inspiration, je ne dirai pas à son caprice, bien que, maintes fois dans la pratique, on se trouve dans la nécessité de protéger le patient contre les préjugés de subalternes trop enclins à s'ériger eux-mêmes en médecins, de les défendre contre la mauvaise humeur de serviteurs trop intéressés, ou bien encore de s'opposer à ses propres exagérations? D'accord avec des employés trop complaisants, le malade méconnaît les prescriptions les plus sévères ou les mieux ordonnées.

Déjà, par sa présence seule, par ses ordres et sa bonne direction, le médecin impose à tous obéissance, respect et confiance.

Mais pour maintenir un pareil ordre et assurer la sauvegarde du malade, une condition essentielle s'impose, c'est la remise en ses mains de ce dernier. C'est un leurre décevant de croire que se borner à l'envoyer dans un établissement, les indications thérapeutiques données seront toujours bien remplies, surtout lorsqu'il s'agit d'affections graves et nerveuses.

Autant vaudrait confier à un empirique une préparation officinale délicate, un massage difficile ou une électrisation laborieuse à doser ou à localiser.

On ne saurait trop insister sur le rapprochement à faire entre ces diverses médications. Toutes sont en quelque sorte des *opérations médicales* exigeant du coup d'œil et du tact, alliés à la bonne connaissance de ces méthodes.

Comme dernier argument, nous ne saurions passer sous silence le fait si démonstratif fourni par l'histoire comparée de la gymnastique médicale en France et à l'étranger. Si florissante dans les pays du Nord, où les médecins la dirigent ou l'appliquent souvent eux-mêmes, si dédaignée et délaissée naguère encore par le médecin dans notre pays, où les empiriques restent seuls, sans guides ni soutiens, à la pratiquer.

Hâtons-nous d'ajouter que nous semblons aujourd'hui vouloir sortir de notre torpeur; je n'ose dire de notre ignorance!

Ce dernier exemple de l'influence prépondérante du médecin dans l'essor et le bon renom de certaines thérapeutiques est si probant que nous ne saurions plus insister sur ce point, à savoir :

Le médecin doit avoir en main la direction permanente et journalière des médications ayant recours aux agents physiques : chaleur, froid, électricité, énergie, mouvements.

Seul, il en dirige les effets en connaissance de cause, car seul il est bien apte à les proportionner au degré de résistance morale ou physique du sujet et surtout à son affection nerveuse.

Si son intervention directe est chose des plus faciles et acceptée aisément pour le massage, la gymnastique et l'électricité, elle l'est moins pour l'hydrothérapie. Et le praticien décidé à conseiller, nous ne dirons pas à imposer son intervention, doit avoir pour appui le médecin du malade. Rarement alors celui-ci fait des objections ou, s'il en fait, il est aisément convaincu lui-même dès qu'une circonstance fortuite l'amène à être soigné par un subalterne.

Mais dans une pareille thèse à soutenir, il ne suffit pas d'arguments généraux.

Il y a longtemps déjà, nous avons fait des expériences sur l'action du froid et de la chaleur sur l'organisme. Elles ont démontré combien le *choc frigorifique* était à la fois instantané et puissant sur la tension artérielle et sur la vitesse des mouvements du cœur.

Sous l'influence de ce choc, la tension artérielle est subitement portée à son maximum, tandis que les battements du cœur sont précipités. Quant à la température du corps, elle ne fléchit pas ou peu, ou elle s'élève même d'un ou deux dixièmes de degré pendant cette application.

Celle-ci terminée, la tension artérielle s'abaisse lentement, le rythme du cœur descend au-dessous de la normale et la température *initiale* du corps subit les plus singulières vicissitudes.

Si le sujet en expérience est soigneusement enveloppé et maintenu immobile aussitôt après la douche, la température *interne* se maintient au même point pendant qu'un sentiment de fraîcheur, sinon de froid, persiste encore. Frictionne-t-on le patient, s'habille-t-il, se livre-t-il à la marche, à la course même, au fur et à mesure sa température s'abaisse *au-dessous de la normale* et il accuse en même temps à la périphérie du corps une chaleur de plus en plus vive.

Il faut souvent pousser l'exercice fort loin, pendant une heure et deux heures même, pour que la température du corps remonte à son point initial, tandis que le sentiment de la chaleur persiste encore à un degré variable.

Ce phénomène complexe et des plus paradoxaux en apparence est appelé *réaction,* mot répondant mal à l'idée qu'il évoque. Soumet-on le sujet au préalable à la chaleur, les premiers phénomènes physiologiques s'accusent successivement dans le même ordre, mais à un degré plus intense.

Il est facile de conclure de ces expériences, que l'on ne saurait sans imprudence confier au premier venu ou sans une surveillance sérieuse sur un personnel bien exercé, l'application d'un agent capable de produire de tels effets.

Mais l'objection se présente naturellement à l'esprit.

Aujourd'hui, vulgarisée dans toutes les classes de la société, appliquée dans les établissements les plus élémentaires et dans bien des hôpitaux, soumise à une surveillance médiocre, l'hydrothérapie est rarement suivie d'accidents très sérieux.

Cela est très vrai. Mais par contre, ses insuccès sont loin d'être rares quand elle est défectueuse dans son application. Nous nous croyons donc autorisé à affirmer qu'en raison des effets physiologiques si énergiques du froid et de la chaleur sur l'organisme, son application doit être réservée au médecin lui-même, surtout lorsqu'il s'agit de malades atteints d'affections nerveuses.

Il est d'autres raisons à invoquer en faveur de cette manière de procéder.

Elles se tirent à la fois et de son mode général d'administration et de la qualité principale de sa clinique, reposant sur les maladies de l'élément nerveux.

Personne n'ignore que, sauf des indications toutes particulières, la qualité maîtresse de cette thérapeutique est d'être énergique et rapide tout à la fois.

On compte par secondes la durée d'une douche; rarement par minutes.

L'effet varie beaucoup pour une même température suivant le malade et des variations de deux à trois degrés à peine dans la température de la douche en changent l'action et la sensation. Les autres effets, dus à la pression, à l'appareil et à sa localisation, sont de même à considérer.

Que de phénomènes réflexes d'origine thermique à développer en pareil cas!

Mais en raison de la *brièveté* de la douche, il faut savoir en saisir l'impression *fugitive* et l'indication parfois inattendue; aussi pendant son application peut-il être nécessaire de modifier la prescription établie *a priori*.

Ce serait une grave erreur de croire qu'il est indifférent de débuter ou de maintenir telle ou telle température ou de considérer comme quantité négligeable les variations de quelques degrés.

Jamais les expressions : *froid, tempéré, chaud*, n'ont été plus vagues qu'en thérapeutique. En pareil cas, tout est *relatif* et subordonné à la saison, au temps, au sujet, voire même à ses dispositions journalières. Ce fait est d'une expérience si banale, qu'il est inutile d'insister et il nous suffira d'en tirer le précepte suivant :

Au médecin seul, le soin de tirer un parti méthodique de ces indications précieuses, mais si fugitives et soudaines, qu'il faut son expérience et des appareils bien maniables pour les remplir aussitôt, c'est à dire *en temps opportun*.

Un pareil conseil ne saurait être d'application rigoureuse et constante dans la généralité des cas, mais il s'impose particulièrement dans le traitement des maladies nerveuses pour bien d'autres motifs.

Il suffit de réfléchir un seul instant à l'influence morale que le médecin acquiert sur un nerveux pour comprendre tout le parti à tirer d'une médication énergique, maniée par lui-même.

Nous devons à la remarquable École de la Salpêtrière toute une médication morale qu'un mot résume bien : *la suggestion*. Son regretté chef et ses dignes successeurs nous ont fait connaître les secrets de cette action, unique dans son essence et si multiple dans ses effets et dans ses applications.

Que de médicaments et de thérapeutiques même lui doivent leur meilleure action dans les maladies nerveuses!

Il suffit donc de réfléchir pour comprendre tout le parti à tirer de cette action *morale*, secondée de l'intervention directe du médecin, pour expliquer ses bons effets.

Là ne se bornent pas les avantages de cette intervention médicale. Aucun malade ne présente à un pareil degré que le *nerveux*, en général, des dispositions *journalières* variables et mobiles à l'excès, dont le médecin doit tenir le plus grand compte sous peine d'user bien vite son influence et celle de la médication.

Dans la pratique, comment y parvenir sans une perte de temps considérable si le traitement n'est pas suivi et appliqué par le médecin lui-même?

Que de fois, en pareil cas, un mot d'encouragement relève le caractère, raffermit un courage hésitant ou atténue des obsessions déprimantes. La douche prise, le malade rassuré, la transformation est soudaine et la confiance suit de près ces défaillances dangereuses pour la régularité du traitement, régularité si indispensable pour en assurer le succès.

Mais une objection sérieuse se présente. Dans les services hydrothérapiques et électrothérapiques hospitaliers, il n'est pas matériellement possible au médecin de soigner lui-même tous les malades. Souvent même, il ne s'occupe que d'un très petit nombre.

Le fait est certain. Ainsi se passent les choses dans ces services auxiliaires à Bordeaux.

Le temps fait matériellement défaut pour mieux faire dans un de ces services, le nôtre par exemple, où il se donne par an plus de 40,000 séances hydrothérapiques.

De toute nécessité, il a fallu dresser soigneusement un personnel, *toujours le même,* très rarement remplacé et bien limiter son action, en simplifiant les formules et en les précisant pour éviter toute interprétation fantaisiste.

Dans quelques rares cas, le médecin intervenant lui-même, le personnel voit mettre en pratique sous ses yeux ces mêmes prescriptions et l'interrogatoire fréquent du malade protège ceux-ci contre les fautes de service.

Si, en procédant ainsi, on a la satisfaction d'obtenir de bons résultats dans les maladies des divers appareils, on ne saurait se dissimuler qu'il n'en est pas toujours de même lorsque l'affection appartient à l'élément nerveux et accuse ces formes mal définies, dans lesquelles l'état mental joue un rôle plus ou moins prépondérant. Les nuances à observer en pareil cas faisant défaut et de même le traitement moral journalier, le soulagement ou la guérison sont plus difficiles et surtout bien plus longs à obtenir.

Notre conclusion générale sera donc la suivante :

En hydrothérapie, la direction doit être toujours médicale. Son application est faite avec tout avantage par le médecin lui-même. Mais ce dernier précepte ne saurait avoir rien d'absolu, sauf pourtant dans la thérapeutique des affections nerveuses, dans lesquelles le traitement moral vient ajouter son action à celle d'une prescription journalière soigneusement dosée.

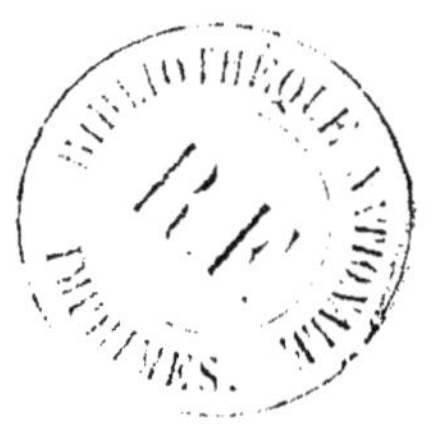

Bordeaux. — Imp. G. Gounouilhou, rue Guiraude, 11.

PRINCIPAUX TRAVAUX DU MÊME AUTEUR

Recherches historiques et critiques sur l'emploi de l'eau en médecine et en chirurgie. Thèse in-8° de 184 pages. Paris, 1859.

Mémoire sur l'anatomie et la pathologie du mamelon dans leurs rapports avec l'allaitement. 1860.

Des procédés mis en usage au début d'un traitement hydrothérapique. 1861.

Premier compte rendu de la Clinique de l'Institut hydrothérapique de Longchamps, à Bordeaux. 1861.

Deuxième compte rendu de la Clinique de l'Institut hydrothérapique de Longchamps. 1862.

Troisième compte rendu clinique de l'Institut de Longchamps. 1863.

Observation d'un cas que l'on pourrait nommer : « Crampes des tailleurs d'habits ou plutôt des ouvriers qui se servent de l'aiguille ». 1864.

De la pulvérisation. Examen des débuts de la nouvelle méthode thérapeutique de Sales-Girons. 1865.

Six observations d'ataxie locomotrice (Clinique de Longchamps). 1865.

Trois observations à propos de l'emploi de l'hydrothérapie à titre de médication adjuvante et complémentaire des mercuriaux et des iodures dans la syphilis. 1866.

Coup d'œil général sur la nature, les causes et le traitement du rhumatisme, et en particulier de l'emploi de l'hydrothérapie dans cette affection. 1866.

Note pour servir à l'histoire de l'hydrothérapie moderne. 1867.

Étude pratique sur l'hydrothérapie. Quatrième compte rendu clinique de l'Institut de Longchamps. 1867.

Recherches expérimentales sur l'absorption des liquides à la surface et dans la profondeur des voies respiratoires; par Paul Delmas et Louis Seutex (Mémoire couronné par l'Académie des Sciences, Belles-Lettres et Arts de Bordeaux. Prix de Physiologie, 1867). 1869.

De l'hydrothérapie à domicile, précédée de quelques considérations générales sur la théorie physiologique de cette méthode de traitement. Paris, 1869.

Dax : Ses eaux, ses boues, premier compte rendu clinique de ses Thermes; par Paul Delmas et Lucien Larauza; extrait des *Annales de la Société d'Hydrologie*, de Paris. 1862.

Étude comparative sur les stations de boues minérales françaises et allemandes : par Paul Delmas et Lucien Larauza. 1872.

Trois observations de sujets mordus par des chiens enragés et traités par les bains de vapeur et les purgatifs répétés, suivies d'une analyse des travaux récents faits sur la rage et sur une théorie nouvelle de cette affection (extrait de la Clinique hydrothérapique de Longchamps). 1873.

Des paraplégies hyperémiques et ischémiques traitées par l'hydrothérapie. 1875.

Opportunité des traitements hydriatiques pendant la période menstruelle. 1877.

Physiologie nouvelle de l'hydrothérapie, d'après des recherches récentes sur l'action du froid et de la chaleur sur l'organisme. Paris, 1880.

Manuel d'hydrothérapie, avec figures dans le texte et graphiques hors texte. Paris, 1885, O. Doin, éditeur.

Physiologie générale de l'hydrothérapie. Étude analytique d'un travail du Dr Scheuer (de Spa). Bordeaux, 1886, G. Gounouilhou, éditeur.

De la dysmyotonie congénitale et des analogies pathologiques. 1887

Tremblements hystériques. Paris, 1894, O. Doin, éditeur.

www.ingramcontent.com/pod-product-compliance
Lightning Source LLC
LaVergne TN
LVHW050517160826
845677LV00003B/1192
* 9 7 8 2 3 2 9 6 1 8 5 3 1 *